388

Dr Raymond JEANTELET

DE L'AUGMENTATION
DE
L'AMPLITUDE THORACIQUE
CHEZ LES TUBERCULEUX
SOUMIS A LA CURE D'ALTITUDE

LEGENDRE & Cie, LYON

DE L'AUGMENTATION

DE

L'AMPLITUDE THORACIQUE

CHEZ LES TUBERCULEUX

SOUMIS A LA CURE D'ALTITUDE

PAR

Le Docteur Raymond JEANTELET

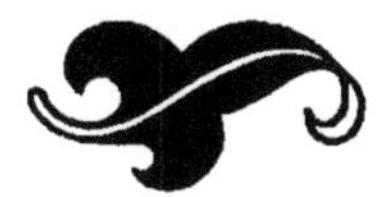

LYON

IMPRIMERIE PAUL LEGENDRE ET Cie

Ancienne Maison A. Waltener

14, rue Belle-Cordière, 14

1901

Avant de quitter l'Université Lyonnaise, nous tenons à adresser à nos maîtres l'expression bien sincère de nos sentiments de reconnaissance.

C'est principalement à M. le Dr Clément ainsi qu'à MM. les docteurs Goullioud et Rafin que nous présentons nos remerciements pour les conseils éclairés qu'ils nous ont prodigués dans leurs services de Médecine et de Chirurgie.

Nous remercions bien vivement aussi M. le professeur Soulier, en appréciant l'honneur qu'il nous a fait d'accepter la présidence de notre thèse.

Enfin, nous n'aurons garde d'oublier que c'est M. le Dr Morin, directeur du Sanatorium de Leysin (Suisse), qui nous a fourni les principaux éléments d'observation sur lesquels est bâtie cette courte étude, et que c'est notre excellent ami le Dr Bois, de Saint-Laurent-lès-Mâcon, qui nous a conseillé de traiter ce sujet en nous aidant d'excellents avis ; ils ont droit à toute notre gratitude.

INTRODUCTION

Bien nombreux sont les auteurs qui ont pris la tuberculose pulmonaire pour sujet d'études, et cependant le vaste champ d'observations qu'elle comporte permet de découvrir chaque jour quelque phénomène nouveau qu'il est toujours utile de mettre en relief.

M. le Dr Morin, directeur du Sanatorium du Mont-Blanc, à Leysin (Suisse), a eu l'amabilité très obligeante d'attirer notre attention sur un fait particulier de la cure d'altitude et auquel la plupart des tuberculeux soumis à cette cure semblent ne pas échapper.

Nous voulons parler de l'augmentation du volume du thorax, se manifestant par un accroissement du périmètre thoracique et du diamètre antéro-postérieur et transverse.

Cette question n'ayant jamais été traitée d'une façon complète, mais seulement signalée par différents auteurs, notamment par le Dr Melcion dans sa thèse inaugurale, nous avons cru bon d'en faire le sujet de ce travail en raison de l'intérêt que cette question présente.

Cet accroissement a, en effet, une réelle importance, puisqu'il vient heureusement compenser la perte d'une certaine partie de parenchyme pulmonaire tuberculisé, par le développement plus considérable du parenchyme resté sain.

On a là, en quelque sorte, ce qu'on appelle l'hypertrophie compensatrice, c'est-à-dire le phénomène qui se produit, quand une glande s'atrophiant, l'autre s'hypertrophie pour subvenir à la fonction.

Pour donner plus de clarté à notre travail, nous le diviserons en trois chapitres :

Le premier comportera une revue générale et rapide des conditions physiologiques, auxquelles l'appareil respiratoire sain est soumis dans les stations élevées.

Dans le deuxième, nous rechércherons quelles sont les causes qui président à cet accroissement du volume thoracique chez les personnes tuberculeuses, et le troisième nous servira à exposer dans un tableau synoptique, les mensurations des malades qui furent soignés depuis 1899, par M. le Dr Morin, en accompagnant ce tableau, des observations qui nous ont paru les plus probantes et les plus dignes de retenir notre attention.

Nous ferons remarquer, dès maintenant, que nous éliminerons de nos statistiques, tous les malades qui, très gravement atteints, sont dans l'impossibilité de bénéficier d'un traitement quelconque, voire même d'une cure d'altitude.

CHAPITRE PREMIER

Nous nous garderons ici de passer en revue, tous les caractères du climat d'altitude. Ceux-ci ont été maintes fois et très bien décrits ; aussi, nous bornerons-nous à en prendre au choix quelques-uns seulement capables de servir au sujet que nous nous sommes proposé de développer.

Depuis les recherches de Regnault, Muntz, Schlœsing, nous savons que la composition chimique de l'air ne varie pas, à quelque hauteur qu'on l'analyse, et qu'elle reste partout identique à elle-même, c'est-à-dire que pour 100 volumes d'air, on a toujours

    Oxygène 21.00
    Azote 78.05
    Argon 0.95

Quant à l'acide carbonique, il est de 2.86 pour 10.000.

Un autre corps que nous trouvons aussi mélangé aux précédents, l'*ozone*, a fait l'objet d'études spéciales de la part de Maurice de Thierry, lequel a constaté sa plus grande quantité dans les lieux élevés.

A Paris.............................. 2 mill. 3
A Chamonix (1.050 m.)............... 3 » 3
Aux Grands-Mulets (3.020 m.)........ 9 » 1

Si la composition de l'air reste la même, il y a un autre caractère qui change rapidement, c'est la pression atmosphérique.

On sait, en effet, que cette pression atmosphérique diminue, et assez rapidement, au fur et à mesure qu'on s'élève au-dessus du niveau de la mer, à des distances plus ou moins considérables.

La physique, d'autre part, nous apprend que le poids d'un même volume de gaz est en raison directe de la pression.

Dès lors, il est facile de saisir la corrélation qu'il y a entre ces deux faits et, en l'appliquant aux stations d'altitude, on comprend facilement que le poids d'un litre d'air, qui est de 1 gr. 297 à la pression d'une atmosphère, ne sera plus que de 0 gr. 6485 à celle d'une demi atmosphère.

L'oxygène qui entre dans la composition de l'air, subit la même variation, et un litre d'air, au lieu de renfermer 0 gr. 259 d'oxygène, n'en contiendra plus que 0 gr. 129.

Si nous supposons maintenant qu'un homme soit transporté à une altitude où la pression soit d'une demi atmosphère, la quantité d'oxygène dont il a besoin restant toujours la même, il devra précipiter ses mouvements respiratoires.

Cette précipitation des mouvements respiratoires a naturellement pour but de faire passer une plus grande quantité d'air dans les poumons, afin d'assurer l'absorption de l'oxygène suffisant à la vie.

Mais ce n'est pas impunément qu'on passe par de telles différences de pression atmosphérique et certains accidents en sont la conséquence.

Nous avons, à ce sujet, deux cas à envisager. Le premier est celui, où la transition est brusque, telle une ascension de montagne ou une ascension en ballon, on observe alors une série de phénomènes pathologiques qui constituent ce qu'on est convenu d'appeler « le mal de montagne ».

C'est un malaise général suivi de vomissements, de coliques avec diarrhée, de céphalalgie, d'obnubilation intellectuelle, de dyspnée et d'accélération du pouls.

Jourdanet et Paul Bert étudièrent ces phénomènes et tous deux arrivèrent à cette conclusion, qu'il était facile de prévoir, c'est que la quantité d'oxygène fixée par l'hémoglobine du sang devient inférieure à son taux normal.

Les efforts musculaires intenses qu'on développe, dans une ascension de montagne, par exemple, finissent de consommer cette trop faible quantité d'oxygène, et survient aussitôt une anoxyhémie aiguë, véritable asphyxie des tissus.

Notons, en passant, que le mal de montagne ne se produit guère qu'à partir de 2,500 m.

2° Si, au contraire, un être vivant effectue un séjour prolongé à une telle altitude, au bout de quelque temps on s'aperçoit qu'il ne ressent plus aucun des malaises précédents, la respiration, la circulation sont redevenues normales, les troubles gastriques et intellectuels ont disparu.

L'organisme a donc trouvé les moyens de lutter contre la raréfaction de l'air, contre la diminution de l'oxygène.

L'étude de ces moyens fera l'objet de notre deuxième chapitre.

CHAPITRE II

Les moyens que l'organisme trouve en lui-même pour lutter contre la raréfaction de l'air peuvent se diviser en deux groupes : 1° ceux qui intéressent l'appareil respiratoire ; 2° ceux qui ressortissent à la circulation sanguine.

I. — MODIFICATIONS DE L'APPAREIL RESPIRATOIRE.

Nous avons vu que l'air des hauteurs renferme, à volume égal, moins d'oxygène que l'air de la plaine. Dès lors, on conçoit facilement que, pour arriver à fixer une quantité d'oxygène toujours identique, on est obligé, dans les lieux élevés, de multiplier le nombre des respirations, en même temps qu'on les rendra plus profondes.

Donc respirations plus nombreuses, plus profondes, telle est la gymnastique à laquelle l'organisme devra se livrer, afin de faire passer dans les poumons la quantité d'air nécessaire à son fonctionnement normal.

C'est cette façon toute mécanique de suppléer à la raréfaction de l'air qui a pour résultat l'augmentation des diamètres thoraciques.

M. Veragutz, à Saint-Moritz, a étudié cette augmentation du nombre et de la profondeur des inspirations et il a constaté que la quantité d'air qui traverse le poumon augmentait dans des proportions relativement fortes.

Il notait :

Le 13 juin, à Zurich (480 m.), 27 litres, et, le 17 juin, à Saint-Moritz (1.769 m.), 39 litres par minute, ce qui fait une différence de 12 litres par minute. Comme les efforts musculaires sont beaucoup plus considérables en montagne qu'en plaine et que les combustions d'oxygène sont, partant, plus fortes, on a là une raison de plus, raison tout-à-fait évidente pour trouver des variations dans les diamètres thoraciques chez un individu qui aura quitté la plaine pour la montagne et qui y séjournera un certain temps.

Mais une condition qui influera beaucoup sur ces variations c'est l'âge du sujet, et, s'il nous était permis de formuler une règle générale, on pourrait dire que ces variations sont en raison inverse de l'âge.

On conçoit, en effet, qu'un thorax qui n'a pas

achevé son ossification, qui possède encore ses cartilages costaux non soudés est mieux à même de subir des phénomènes de dilatation qu'un thorax complètement ossifié.

Il est donc utile de bien prendre en note cette différence, car les résultats que vont nous fournir nos diverses observations ne seront pas les mêmes lorsqu'on aura affaire à des malades de quinze à trente ans, c'est-à-dire jeunes, ou à des malades âgés de trente ans et au-dessus.

Pour traiter ici plus complètement la question, nous aurions voulu pouvoir prendre un certain nombre d'observations d'hommes sains qui au-raient émigré de la plaine à la montagne, mais cela nous a été impossible. Aussi, regrettant de ne pouvoir placer un tableau comparatif de sujets sains à coté du tableau des sujets tuberculeux que nous donnons plus loin, nous nous en rapportons aux travaux de Sorguis et de Weber, dont nous accep-terons les expériences.

Sorguis a constaté, après un séjour à la montagne de 4 à 13 mois, une extension thoracique minima de 800 cc., maxima de 3.000, et une moyenne de 11 à 1.300 cc.

Cette augmentation de la capacité respiratoire est telle que, forcément, le thorax est obligé de se dilater et, par conséquent, d'accroître surtout ses deux diamètres principaux, antéro-postérieur et transverse.

Weber a également examiné des jeunes gens sains et ceux-ci ont présenté, après un séjour variant de trois mois à un ans, une augmentation du périmètre thoracique variant de 1 centim. à 2 centim. 1/2.

L'opinion de ces deux auteurs vient absolument confirmer ce que nous soutenons et, si l'abondance des détails manque, le fait même n'en est pas moins admis.

Passons maintenant au cas spécial qui nous intéresse, c'est-à-dire l'augmentation des diamètres thoraciques chez les tuberculeux soumis à la cure d'altitude.

Toutes les raisons que nous avons données précédemment pour l'ampliation plus grande du thorax, se retrouvent chez cette catégorie de malades, et même nous en voyons une autre, très importante, venir s'y surajouter : c'est la défectuosité du thorax que nous rencontrons chez le plus grand nombre d'entre eux.

Cette défectuosité consiste, le plus souvent, en un défaut de développement du thorax, se manifestant soit par un aplatissement antéro-postérieur, soit seulement par des dimensions moindres que la taille du sujet ne les comporte.

Notons également les déformations thoraciques, conséquences de pleurésies qui précèdent si souvent l'éclosion d'une tuberculose pulmonaire.

Le malade atteint de tuberculose pulmonaire et dont le champ respiratoire, diminué déjà par la défectuosité de son thorax, diminué encore par toute l'étendue de parenchyme touché, ce malade-là présente toutes les conditions favorables à l'agrandissement de son périmètre thoracique sous l'influence d'un séjour de quelques mois dans un sanatorium d'altitude.

C'est ce que M. le Dr Morin a constaté, chez le plus grand nombre de ses malades, au sanatorium du Mont-Blanc, et à une altitude de 1.450 mètres environ.

Ces modifications thoraciques ont des conséquences heureuses sur l'appareil circulatoire du poumon, et nous allons les passer en revue, en raison de leur importance sur l'évolution de la lésion tuberculeuse.

II. — MODIFICATIONS DE L'APPAREIL CIRCULATOIRE

Les respirations profondes et multipliées ont pour effet de produire un vide considérable dans le poumon et, par conséquent, font appel, d'une part à l'air qui pénètre dans les alvéoles par la trachée et les bronches, d'autre part au sang veineux qui afflue dans les vaisseaux sanguins dont la plus grande partie du tissu pulmonaire est constituée ; cet afflux sanguin, dû au vide pulmonaire, a une répercussion immédiate sur le cœur qui se contracte plus violemment et plus rapidement sous cette excitation.

De ce fait la vitesse de la masse sanguine est accrue, de même que la quantité de cette masse sanguine. Ce double phénomène, augmentation de la vitesse du sang dans le poumon, augmentation de sa quantité est bien fait pour compenser dans une certaine mesure l'anoxyémie. Mais il y a un autre acte plus intime, plus caché qui se passe dans l'organisme, seul phénomène capable d'expliquer la disparition de l'accélération cardiaque et pulmonaire d'expliquer l'acclimatement.

C'est un phénomène biologique qui, en vertu de son importance, a fait l'objet de nombreux travaux et, particulièrement, de Viault, Egger, Jaquer, Radovici.

L'opinion généralement admise est que le nombre des éléments fixes du sang augmente dans des proportions considérables. Il n'est pas rare de trouver de 1 à 2.000.000 de globules rouges de plus que pendant la vie en plaine, et cet accroissement est proportionnel à l'altitude à laquelle le sujet est situé.

De ce fait (Egger) la quantité d'hémoglobine augmente dans les mêmes proportions que les hématies, de telle sorte que le sang ainsi enrichi devient capable de fixer une plus grande quantité d'oxygène.

La conclusion qui découle de ce fait est que l'air rejeté à chaque expiration est moins riche en oxygène qu'il ne le serait si cette quantité d'hémaglobine et le nombre des globules rouges n'étaient pas augmentés.

Le nombre des globules blancs subit également des modifications, et cela dans le sens de l'augmentation, comme tendent, a le prouver de nouvelles recherches effectuées par M. le docteur Morin.

Ce fait devient d'une grande importance, puisque les recherches de Metchnikof, nous ont montré ces globules comme les agents actifs de la phagocytose et jouissant de la remarquable propriété, de se précipiter en grand nombre vers les points attaqués de l'organisme, pour détruire les bacilles et créer autour de la lésion, une zone de tissu cicatriciel capable de l'enkyster.

Cette modification dans la richesse des principes fixes du sang est certainement celle qui joue le plus grand rôle dans l'acte physiologique de l'acclimatement.

C'est grâce à elle que, peu à peu, la circulation et la respiration reprennent leur rythme normal et que disparaissent les phénomènes de l'anoxyhémie.

Mais, dira-t-on, *a priori,* toutes choses doivent se passer ainsi : et ces idées théoriques doivent être difficilement vérifiées dans la pratique. C'est une erreur, car il faut avoir vu un grand nombre de malades éprouver tous les mêmes phénomènes d'oppression, de tachycardie, d'abattement, phénomènes qui disparaissent au bout de huit ou quinze jours, pour être persuadé que dans la pratique il en est bien ainsi.

L'analyse du sang faite si souvent vient donner la clef de cette amélioration rapide, la clef du phénomène de l'acclimatement.

CHAPITRE III

Les documents que nous allons publier dans ce chapitre peuvent être groupés en deux parties offrant chacune un intérêt particulier.

La première comprendra une statistique que nous auront fournie quatre-vingts malades qui ont passé leur hiver 1899-1900 à Leysin, au Sanatorium du Mont-Blanc, et de laquelle nous tirerons une moyenne approximative de l'augmentation du thorax.

2° Nous ferons suivre cette statistique d'observations assez variées où seront consignés soigneusement les résultats les plus concluants au point de vue qui nous occupe.

Afin de donner plus de clarté à notre statistique, nous avons accompagné les mensurations thoraciques des dates d'arrivée et de départ donnant par différence le temps passé au Sanatorium en y joignant le poids du malade à ces deux époques différentes.

En agissant ainsi, nous avons pensé répondre à une objection qu'on pourrait nous faire ; c'est que l'augmentation du périmètre et des diamètres thoraciques au lieu d'être due à la dilatation de la cage osseuse, serait plutôt le fait de l'adipose.

Comme nous le verrons, souvent l'augmentation de poids coïncide avec celle de l'ampliation thoracique ; mais jamais la première n'est suffisante pour expliquer la deuxième.

D'autre part, les diamètres thoraciques antéro-postérieurs et transverses ont été pris à l'aide d'un compas d'épaisseur avec des points d'appui osseux et en déprimant autant que possible les parties molles.

Cette précaution a pour but de diminuer les causes d'erreur, car on sait que le tissu adipeux se laisse assez facilement déprimer en formant un godet spécial, surtout lorsqu'il est comprimé sur un plan résistant comme le système osseux.

Seul le périmètre est mesuré à l'aide du mètre ruban.

A côté du poids et des mensurations thoraciques nous avons fait figurer sous le nom de *spirométrie*, la capacité respiratoire de chaque malade à son arrivée et au départ,

Les chiffres que ce procédé nous a fournis viennent certainement s'ajouter comme une preuve du fait que nous soutenons ; cependant qu'il nous soit permis de faire remarquer, combien souvent les malades se servent mal du spiromètre et exécutent d'une façon défectueuse les conseils qu'on leur donne.

L'appareil employé est très simple et consiste en une cloche métallique renversée sur une cuve à eau. Elle est soulevée par l'air insufflé et la quantité de celui ci est indiquée par un système enregistreur à poulie.

Afin d'obtenir des résultats probants, il est nécessaire d'effectuer une inspiration aussi profonde que possible. C'est alors seulement qu'on souffle dans le spiromètre jusqu'à ce que l'expiration soit complète. Si ces deux conditions d'inspiration et d'expiration ne sont pas remplies exactement, on comprend facilement quelles sont les erreurs plus ou moins grandes qui en résultent.

C'est toujours une diminution dans les chiffres obtenus, car si l'inspiration est incomplète, l'expiration ne fournira pas toute la quantité d'air que le poumon peut contenir, de même, si l'expiration n'est pas poussée à la dernière limite.

Cette diminution est soumise à des variations assez étendues qui peuvent aller de 200 à 400 cent. cubes.

Nous donnerons, néanmoins, les résultats fournis par la spirométrie malgré l'insuffisance de leur précision, car la différence entre les chiffres d'arrivée et de départ donne une moyenne suffisante pour faire constater que la dilatation thoracique est tout-à-fait réelle.

Pour être aussi complet que possible nous faisons suivre ces données de la taille de chaque sujet, point important pour les jeunes gens de 16 à 20 ans dont le développement n'est pas achevé.

TABLEAU SYNOPTIQUE des Mensurations thoraciques (Malades 1899-1900)

Sanatorium du Mont-Blanc, Leysin (Suisse)

NOMS	AGE	DATES d'arrivée et de départ	POIDS	PÉRIMÈTRE THORACIQUE	DIAMÈTRE ANT. POST.	DIAMÈTRE TRANSV.	SPIROMÉTRIE	TAILLE
M. B. J..........	19 ans..........	25 novembre 1899..........	77.700	89-92	20	28	3.4	1.863
		25 mars 1900..............	80.500	89-94	20	28	4	1.86
Mme B. A.........	35 ans..........	5 mars 1899	55.700	81-84	18	26	1	1.63
		16 mars 1900..............	64 »	87-90	18	26	1	1.63
Mme B. L.........	19 ans..........	21 juillet 1899..........	64.100	82-85	18	28	1.5	1.75
		10 avril 1900..............	57.900	82-86	17.5	28	1.5	1.75
M. B. E..........	24 ans..........	20 octobre 1899..........	61.600	83-86	19	24	2.8	1.61
		9 avril 1900	66.100	86-90	20	25	3	1.61
Mme B. E.........	27 ans.........	6 novembre 1899..........	43 »	68-71	15	21	»	1.64
		12 février 1900	45 »	68-84	16	21.5	»	1.64
M. de B. A.........	21 ans..........	31 décembre 1899..........	67.500	80-84	17	23	3.4	1.75
		9 avril 1900..............	71.900	82-87	20	25	3.8	1.75
Mlle B. B.........	19 ans..........	21 octobre 1899............	48.300	68-71	14	22	2.1	1.66
		11 avril 1900..............	48.500	72-77	15	23	2.3	1.66
M. B. L..........	37 ans..........	4 novembre 1899..........	61.300	81-83	20	24	1.3	1.73
		11 avril 1900..............	62 »	84-87	20	27	1.3	1.73
M. B. N..........	31 ans..........	15 février 1900..............	62.800	87-91	19	28	1.5	1.72
		10 avril 1900..............	67.300	89-95	19	28	1.6	1.72
M. C. P..........	24 ans..........	5 novembre 1899	59.100	82-85	19	26	2.1	1.67
		20 mars 1900	62.200	84-87	19	27.5	2.3	1.67
Mlle C. C.........	18 ans..........	3 août 1898..............	51.900	76-82	16	23	2	1.58
		6 avril 1900..............	55 »	77-84	17	25	2.5	1.59
Mme C. V.........	29 ans..........	30 avril 1899..............	55.100	76-80	20	22.5	2.5	1.58
		28 avril 1900..............	60.700	79-83	20	23.5	2	{1.58
Mme C. C.........	29 ans..........	15 août 1899..............	64.600	85-87	18	25	1.2	1.71
		30 janvier 1900	61.600	85-87	17.5	27	1.2	1.71
Mlle C. S.........	20 ans..........	9 octobre 1899............	66.600	85-88	18	23.5	2.4	1.54
		26 février 1900	65.600	85-89	18.5	25	2.4	1.54
M. C. C..........	24 ans...	30 octobre 1899............	59.600	86-89	18	26	3.3	1.70
		22 mars 1900	64.700	86-91	18	26	3.5	1.70
Mme C. S.........	35 ans..........	13 novembre 1899	52.400	74-77	16	23	0.9	1.64
		30 avril 1900	50.100	74-77	16	24	0.9	1.64

TABLEAU SYNOPTIQUE des Mensurations thoraciques *(suite)*

NOMS	AGE	DATES d'arrivée et de départ.	POIDS	PÉRIMÈTRE THORACIQUE	DIAMÈTRE ANT. POST.	DIAMÈTRE TRANSV.	SPIROMÉTRIE	TAILLE
Mme C. L........	22 ans........	28 novembre 1899	53	80-84	17	21.5	2	1.60
		5 mai 1900................	59	87-90	18	23	2.4	1.60
Mme C. M........	44 ans........	31 décembre 1899..........	49.300	74-76	15.5	23	1	1.59
		28 avril 1900................	59.200	80-83	17	25	1	1.59
Mlle C. G........	16 ans........	1er février 1900	59.900	76-80	17.5	24	2.6	1.63
		30 avril 1900................	66.200	84-89	18	24.5	2.8	1.63
M. de C. G........	16 ans........	1er novembre 1899..........	60.800	78-84	18	24	2.7	1.75
		7 avril 1900................	66 »	82-88	20	26	2.9	1.77
M. D. E........	26 ans........	25 septembre 1899..........	58.600	77-80	16	24	1.7	1.69
		2 mai 1900	59.500	84-87	17.5	25	2.2	1.69
M. D. H........	48 ans 1/2.....	6 septembre 1899..........	52.800	84-86	20	25	1.7	1.75
		5 mai 1900.	60.800	89-91	21	26	1.9	1.75
M. D. A........	39 ans........	21 novembre 1899	71.800	88-92	17	27	2.3	1.81
		27 mars 1900................	72.900	88-92.5	17.5	28.5	2.7	1.81
M. D. C........	17 ans........	12 octobre 1899	59.800	79-82	16	25	2.3	1.67
		24 mars 1900................	68.600	85-89	17	26.5	2.7	1.69
M. F. J........	59 ans........	11 octobre 1899..............	78.400	94-96	22	29	2.2	1.73
		31 mars 1900......	82.300	94-97	22	29	2.2	1.73
M. G. L........	26 ans 1/2.....	25 octobre 1899..............	56.200	72-75	15	24	0.6	1.72
		18 mai 1900	58 »	77-81	15	25	1.3	1.72
M. G. R........	25 ans........	31 octobre 1899..............	71 »	86-90	20	24	2	1.75
		31 mars 1900................	75 »	89-93	21.5	25	3	1.75
M. G. P........	27 ans........	1er novembre 1899..........	62.300	79-83	17.5	24	3	1.76
		29 avril 1900................	60.900	85-91	20	26	3	1.76
Mlle G. Th........	25 ans........	1er octobre 1899........	51.800	76-78	15	22	1.1	1.62
		29 avril 1900	54.700	76-78	15	22	1.1	1.62
M. G. H........	21 ans 1/2.....	19 octobre 1899	67.500	85-88	19	26	2.5	1.75
		24 avril 1900	69.700	89-93	20	27	3	1.76
M. des G. J........	33 ans........	8 juillet 1899	63 »	81-94	25	28	»	»
		3 mars 1900................	72 »	89-95	25	28.5	»	»
Mlle G. J........	25 ans........	11 décembre 1899	59.300	81-84	17.5	22	1.3	1.64
		17 avril 1900	60.100	81-84	18	23	1.5	1.64

TABLEAU SYNOPTIQUE des Mensurations thoraciques (suite)

NOMS	AGE	DATES d'arrivée et de départ.	POIDS	PÉRIMÈTRE THORACIQUE	DIAMÈTRE ANT. POST.	DIAMÈTRE TRANSV.	SPIROMÈTRE	TAILLE
M. G. B............	40 ans.........	18 janvier 1900.	71.900	84-89	18	27	1.6	1.76
		1er avril 1900.	75.200	88-92	18.5	28.5	2	1.76
Mlle G. A.........	37 ans.........	18 novembre 1899.	50.990	77-78	16.5	22.5	1.3	1.54
		19 mars 1900.	52.500	77-80	17.5	24	1.4	1.54
M. G. A............	43 ans.........	31 octobre 1899.............	84.500	93-97	21	28	3	1.81
		20 janvier 1900	87.500	94-98	22	29	3	1.81
M. G. P............	18 ans 1/2.....	28 août 1899............	59 »	79-86	18	26	2.3	1.77
		30 mars 1900	62.300	83-88	18	28	3	1.77
M. G. L............	30 ans.........	3 août 1899...............	80.300	89-93	21	27	3.7	1.80
		5 mai 1900................	77.700	91-96	22	27	3.9	1.80
M. G. M	16 ans.........	4 octobre 1899	59 »	82-87	19	25	1.8	1.76
		15 mai 1900...............	55.600	80-86	20	25	1.9	1.76
M. d'H. G.........	32 ans.........	18 septembre 1899..........	64.700	78-84	17	26	2	1.71
		4 mai 1900................	71 »	89-94	19	27	2.6	1.71
Mme J. E.........	33 ans.........	29 octobre 1899.............	50.500	72-75	15	21	1.4	1.67
		3 avril 1900	50.600	74-77	16	23	1.4	1.67
M. V. H. E........	36 ans.........	29 septembre 1899..........	63.900	82-87	19	23	2.8	1.76
		16 mars 1900...............	69.400	84-90	20	25	2.8	1.76
M. C. J. C.........	28 ans.........	19 mars 1900...............	63.500	85-89	19	24	3.3	1.70
		30 avril 1900...............	70.200	89-93	20	24.5	3.5	1.70
M. J. F............	23 ans.........	21 août 1899...............	55.300	73-77	15	20.5	1.4	1.70
		9 mars 1900	61.900	84-88	18	23	3.2	1.70
Mlle M. T.........	21 ans.........	6 février 1900.............	58.900	76-81	16	23	2.5	1.65
		10 mai 1900................	63.800	80-85	16.5	23.5	2.6	1.65
M. de M. M.......	21 ans.........	18 octobre 1899.............	57.800	79-82	17	20	1.5	1.74
		5 mai 1900	61.500	81-85	19	22	2.5	1.74
Mme M. M........	40 ans.........	27 août 1899...............	58.500	77-79	16	26	1.2	1.66
		26 février 1900..............	65.800	84-88	17	29	1.2	1.66
M. L. M...........	23 ans.........	3 septembre 1899..........	80 »	88-91	17	28	2.1	1.80
		6 février 1900.............	83.900	90-94	18	28.5	2.4	1.80
M. L. P............	36 ans.........	18 août 1899...............	54.500	84-86	18	24	2.5	1.71
		4 mars 1900	63.300	88-91	20	25.5	2.6	1.71

TABLEAU SYNOPTIQUE des Mensurations thoraciques *(suite)*

NOMS	AGE	DATES d'arrivée et de départ	POIDS	PÉRIMÈTRE THORACIQUE	DIAMÈTRE ANT. POST.	DIAMÈTRE TRANSV.	SPIROMÈTRE	TAILLE
M. M. E.	20 ans	1er octobre 1899	66.900	86-93	19	24	3	1.72
		16 avril 1900	64 »	86-90	20	25	3.7	1.72
M. K. E.	32 ans	21 octobre 1899	71.500	88-93	21	27	2	1.66
		6 avril 1900	70.300	90-94	22.5	28	3.2	1.66
M. L. S.	29 ans	26 février 1900	67.500	88-91	19	27	2.7	1.70
		29 avril 1900	75.200	90-96	20	27	2.9	1.70
Mme M. L.	30 ans	28 décembre 1899	69.700	87-90	20	25	2	1.65
		6 mars 1900	69.700	87-90	21	26	2.2	1.65
M. M. S.	30 ans	30 mai 1899	53.800	76-77	18	20	0.6	1.66
		28 février 1900	57.700	76-77	18	20	0.6	1.66
M. P. W.	28 ans	20 septembre 1899	84.500	88-92	19	26	3.1	1.78
		22 mars 1900	88.700	92-97	21	28	3.4	1.78
Mme P. J.	34 ans	5 janvier 1900	53.200	70-72	17	21	1.8	1.66
		24 mars 1900	56 »	74-78	17.5	22	2.2	1.66
M. N. T.	17 ans	1 avril 1899	45.200	71-74	16	24	1.5	1.59
		11 mai 1900	52.600	75-79	17	25	2	1.61
M. P. H.	43 ans 1/2	24 octobre 1899	66.400	84-87	17	28	3	1.72
		20 mars 1900	70.400	86-89	17	28	3.3	1.72
Mlle P. M.	16 ans 1/2	30 août 1899	50 »	73-76	15	20	2.4	1.58
		30 avril 1900	49.400	81-84	17.5	21	2.7	1.60
M. P. J.	19 ans	4 août 1899	69.100	85-93	21	27	3.4	1.79
		21 avril 1900	74.700	88-94	21.5	28	3.4	1.79
M. P. G.	35 ans	18 novembre 1899	70.800	88-94	20	25	2.9	1.68
		29 mars 1900	80.800	91-96	21.5	27.3	3.1	1.68
M. P. C.	23 ans	4 octobre 1899	82 »	93-98	18	28	4.2	1.78
		30 avril 1900	86 »	94-99	20	28	4.2	1.78
M. P. E.	17 ans 1/2	27 octobre 1899	66.900	82-86	18	25	1.5	1.66
		14 mars 1900	67 »	85-90	19	27.5	1.8	1.66
M. Q. J.	18 ans	17 juillet 1899	50.500	72-77	15	21	3.1	1.67
		6 mai 1900	54 »	79-81	17.5	23	3.2	1.68
Mme R. M.	45 ans	10 novembre 1899	55.500	84-87	20	23	2.2	1.60
		11 mars 1900	59.400	87-91	21	24	2.4	1.60

TABLEAU SYNOPTIQUE des Mensurations thoraciques (*suite et fin*)

NOMS	AGE	DATES d'arrivée et départ.	POIDS	PÉRIMÈTRE THORACIQUE	DIAMÈTRE ANT. POST.	DIAMÈTRE TRANSV.	SPIROMÈTRE	TAILLE
M. R. C............	32 ans............	6 novembre 1899............	75.500	85-99	21	30	1.2	1.70
		25 avril 1900...............	80 »	100-102	23	30	1.3	1.70
M. R. G............	33 ans............	16 octobre 1899............	86 »	92-98	20	29	3.2	1.88
		15 janvier 1900............	87 »	92-98	20	29	3	1.88
M. S. A............	34 ans............	22 octobre 1899............	78.200	86-91	21	27	3.2	1.82
		4 janvier 1900............	80.900	87-94	21	27	3.4	1.82
M. S. E............	27 ans............	9 octobre 1899............	63 »	79-81	17	25	2.5	1.73
		5 mars 1900...............	66 »	81-84	18	26	2.5	1.73
Mlle S. N............	42 ans............	19 septembre 1899............	55.800	77-80	17	22	1.4	1.55
		24 février 1900............	58.400	81-83	18.5	22.5	1.4	1.55
Mme S. E............	27 ans............	2 novembre 1899............	56.400	82-85	19	24	1.4	1.55
		18 mars 1900............	62 »	84-87	20	25	1.4	1.55
M. S. G............	23 ans............	20 octobre 1899............	58 »	80-85	17	24	2.3	1.69
		16 avril 1900...............	56.500	81-86	17	25	3.1	1.69
Mlle S. E............	17 ans............	20 octobre 1899............	48.300	67-72	15	21.5	1.2	1.64
		16 avril 1900...............	49 »	72-77	15.5	22	1.7	1.68
Mme T. C............	37 ans............	15 février 1900............	56.600	80-82	19.5	22.5	1.4	1.58
		17 avril 1900...............	57.600	82-82	20	23	1.8	1.58
M. W. C............	33 ans............	25 novembre 1899............	72.500	94-97	22	28	2.2	1.76
		22 avril 1900...............	89.500	102-105	27	31	2.6	1.76
M. W. S............	27 ans............	31 octobre 1899............	66.700	85-89	19	28	1.5	1.65
		8 janvier 1900............	64.500	84-88	18	26	1.7	1.65
M. T. L............	25 ans............	27 octobre 1899............	64.300	81-87	18	23.5	2.7	1.69
		5 avril 1900.	62.700	84-88	18	25	3	1.69
Mme T. T............	42 ans............	4 octobre 1899............	70 »	87-89	20	27	1.6	1.64
		3 avril 1900.	71 »	92-96	20.5	28	1.9	1.64
Mme W. B............	24 ans............	22 octobre 1899............	56.600	84-86	17	24	1.5	1.56
		30 mars 1900...............	56.500	85-86	18	25	1.5	1.56
M. T. A............	21 ans............	10 octobre 1899............	54.400	68-70	15	21	2.0	1.79
		14 mars 1900...............	60.800	71-75	16.5	22	2	1.79
Mme Z. C............	37 ans............	1er octobre 1899............	60.700	83-84	19	24	1.4	1.60
		11 avril 1900...............	59.600	83-85	19.5	24	1.7	1.60

Et, maintenant, résumons ce long tableau.

Faisons d'abord la double addition des poids de tous ces malades à l'arrivée et au départ.

Nous obtenons un total de :

Au départ .... 5.275^k
A l'arrivée................. .... 5.070
____
La différence est de.................... .205^k

Se répartissant sur 80 personnes : ce qui nous fait une moyenne de 2^k 500 par personne.

Si, maintenant, nous passons au sujet, beaucoup plus intéressant, des mensurations thoraciques, nous verrons que le périmètre thoracique augmente dans des proportions très notables.

Nous donnerons ses deux grandeurs : maxima et minima ; maxima, c'est-à-dire celle obtenue au sommet de l'inspiration ; minima, à la fin de l'expiration.

A l'arrivée la somme de tous les périmètres (minima) est de .... 6.497^c
celle des périmètres (maxima) est de........ 6.803^c

Au départ, nous trouvons les chiffres suivants :

Périmètre (minima)..................... 6711^c
Périmètre (maxima) .... 7050^c

Comme il est facile de s'en rendre compte les chiffre du départ sont notablement supérieurs à ceux d'arrivée, et l'augmentation est telle qu'elle se note par les différences suivantes :

Périmètre (minima)..................... 241ᶜ
Moyenne ...:........................... 3
Périmètre (maxima) 253
Moyenne.............................. 3,1

Disons bien vite que ces moyennes de 3ᶜᵐ, de 3ᶜᵐ 1, sont capables de varier avec chaque personne, diminuant forcément chez celles qui ont un état général grave, qui sont porteurs de cavernes, et dont le thorax a plutôt des tendances à l'aplatissement et à la rétraction, mais s'élévant, au contraire, chez les sujets jeunes dont l'état général est satisfaisant, dont les lésions sont susceptibles de guérir avec assez de facilité, grâce à une cure rationnelle; chez les pleurétiques aussi, où le poumon, plus ou moins atélectasié ne demande qu'à recouvrer complétement sa fonction.

Quelques observations, que nous donnerons plus loin, sont des exemples frappants de ces développements thoraciques qui surviennent assez rapidement.

Occupons-nous, maintenant, des deux autres diamètres antéro-postérieur et transverse.

Les diamètres antéro-postérieurs donnent un total de :

A l'arrivée............................. 1415ᶜ
Au départ............................. 1518ᶜ

Soit une différence de 73 centim. et une moyenne de 0 centim. 9 par personne.

Quant aux diamètres transverses nous notons :

Au départ............................... 1996 c
A l'arrivée............................... 1914 c
Différence............................... 0082 c

Avec une moyenne de 1 centim. pour chaque malade.

Ces accroissements dans les différents sens du thorax sont-ils marqués par une augmentation réelle de la capacité respiratoire ?

Nous n'hésitons pas à répondre oui, malgré que la spirométrie à laquelle nous avons recours pour le prouver ne nous fournisse pas tous les éléments voulus pour une preuve irrécusable. Nous savons que l'erreur ne peut être qu'à notre désavantage et que le malade, en se servant mal de l'appareil, ne peut expirer qu'une quantité d'air inférieure à celle qu'il pourrait régulièrement donner. Or, dans ces mauvaises conditions, examinons les résultats obtenus.

Nous notons les quantités suivantes :

Au départ............................... 185 lit. 4
A l'arrivée............................... 164 lit. 9
Différence .... 20 lit. 5

Ces chiffres n'étant fournis que par 78 malades, la moyenne obtenue est de 0 l. 30. Cette quantité n'est pas très considérable, mais elle est cependant de près de 1/3 de litre et dans les conditions où se trouvent les tuberculeux, elle vient heureusement remplacer la perte de tissu pulmonaire que la lésion a entraînée après elle.

Cette statistique de tous les malades est certainement celle qui, *a priori*, s'impose à l'esprit quand on veut prouver un fait capable de s'appliquer au plus grand nombre. En procédant de toute autre façon et en divisant les malades en deux catégories : d'une part, les jeunes de 16 à 30 ans ; d'autre part, ceux plus âgés de 30 ans et au-dessus, nous aurions eu, pour les premiers, des chiffres beaucoup plus élevés et plus suggestifs ; pour les seconds, une augmentation également, mais bien moins appréciable.

La lecture de notre statistique, de même que les quelques observations que nous publions plus loin suffiront pour convaincre que ce sont surtout les jeunes sujets et parmi eux, ceux qui présentent des lésions bien localisées, et relativement peu étendues, qui bénificient le plus de la cure d'altitude pour l'augmentation de leur thorax.

Observations.

OBSERVATION I

M. C. P., 24 ans.

Arrivée : 5 novembre 1899.		Départ : 20 mars 1900.	
Poids........................	59k100	Poids........................	62k100
Périm. thor................	82c-85c	Périm. thor................	84c-87c
D. ant. post...............	19c	D. ant. post...............	19c
D. transv..................	26c	D. transv..................	27c5
Spirom....................	2l.1	Spirom....................	2l.3
Taille	1m67	Taille	1m67

Pas d'antécédents héréditaires. Influenza en 1897, après laquelle resta une bronchite. Tousse peu, crache peu. A eu des transpirations nocturnes, quelques hémoptysies, un peu de fièvre.

A peu maigri. Pas d'oppression. Zona d'un côté avec une pleurésie sèche.

Etat général bien conservé. Pouls 111.

Examen : matité du sommet gauche. Respiration rude, expiration prolongée. Râles sous-crépitants moyens à l'inspiration. Craquements pleuraux vers la base de la ligne axillaire.

A droite quelques craquements.

En arrière, à gauche, matité, craquements, respiration rude. A droite, respiration faible.

19 mars 1900. — A gauche, respiration rude, craquements et bruits pleuraux aux deux temps de la respiration.

OBSERVATION II

M. Al. de B., 21 ans (n° 6 du tabl. synopt).

Arrivée : 31 octobre 1899.		Départ : 9 avril 1900.	
Poids................	67k500	Poids................	71k200
Périm. thor..........	80c-81c	Périm. thor	82c-87c
D. ant. post..........	17c	D. ant. post..........	20c
D. transv.............	23c	D. transv.............	25c
Spirom...............	3l4	Spirom...............	3l8
Taille	1m75	Taille	1m75

Frère atteint de bronchite subchronique. Malaria à Rome l'an passé. En décembre 1898, se met à tousser, rentre en France. Ne crache jamais. Appétit excellent, ni palpitations, ni sueurs nocturnes. Par de fièvre ces derniers temps.

A l'examen : bien bâti, bien musclé, thorax bien conformé, thyroïde petite.

Très légère matité droite sus-claviculaire, moins encore dans la fosse sous-claviculaire.

Inspiration légèrement rude dans la fosse sus-clavicul.

Expiration un peu prolongée, pas de râles.

Respiration affaiblie dans la fosse sous-claviculaire ; pas de râles.

En arrière, très légère submatité surtout sous-épineuse. Respiration affaiblie, pas de râles.

OBSERVATION III

M. B. E..., 24 ans (n° 4, tabl. synopt).

Arrivée : 20 octobre 1899.

Poids................. 61k600
Périm. thor.......... 83-86c
D. ant. post.......... 19c
D. transv............. 24c
Spirom................ 2l8
Taille 1m60

Départ : 9 avril 1900.

Poids................. 66k600
Périm. thor.......... 86-90c
D. ant. post.......... 20c
D. transv............. 25c
Spirom................ 3l
Taille 1m61

Pas d'antécédents héréditaires. S'est bien porté jusqu'à l'âge de 11 ans. A eu cependant plusieurs bronchites et commencé à tousser et cracher, il y a quatre ou cinq ans. Au mois de novembre 1897, pneumonie au régiment : dès lors toujours faible.

Au mois d'août, bronchite qui le laisse plus atteint ; transpirations nocturnes, bacilles dans les crachats, fièvre vespérale, et une fois légère hémoptysie.

A l'examen : submatité dans la fosse sus-claviculaire droite et sous-claviculaire gauche. Respiration rude, expiration prolongée.

5 novembre 1899. — Quelques ronchi au sommet gauche en arrière.

13 décembre 1899. — Ronchi disparus.

22 janvier 1900. — Séjour de quinze jours à Marseille, à la mort de son père.

L'examen révèle quelques craquements sous la clavicule droite au début de l'inspiration.

OBSERVATION IV

M. D. C., 17 ans.

Entré : 12 octobre 1899.		Départ : 24 mars 1900.	
Poids...................	59.8	Poids	68.6
Périm th..............	79-82	Périm. th	85-89
D. ant. post..........	16 »	D. ant. post	17 »
D. transv.............	25 »	D. transv.............	26.6
Spirom...............	2.3	Spirom...............	2.7
Taille	1m67	Taille................	1m69

Pas d'antécédents héréditaires. Se porta très bien jusqu'en juillet 1897. Faiblesse, fièvre, un peu de toux à ce moment. Se soigne pendant l'hiver. Cet été, le malade diminua de poids, toussa et expectora. Pas de transpirations nocturnes, pas d'hémoptysies.

A l'examen, matité dans la fosse sus-claviculaire droite, matité dans la fosse sous-claviculaire. En arrière, matité dans les fosses sus et sous-épineuses droites. Dans la fosse sous-claviculaire droite, inspiration rude et expiration prolongée. Craquements et râles sous-crépitants fins et moyens.

Dans la fosse sous-claviculaire, respiration très rude, nombreux craquements et ronchi s'étendant jusqu'à la base. En arrière dans la fosse sous-épineuse, respiration soufflante, craquements et ronchi allant en diminuant vers le bas, jusqu'à la base. A gauche, inspiration rude, expirations prolongées.

14 novembre 1899. — Craquements devenus plus rares.

28 décembre 1899. — Toux beaucoup moins fréquente. Bon appétit.

9 janvier 1900. — Submatité au sommet droit. Respiration

faible, quelques craquements. En arrière, expiration rude, quelques râles sous-crépitants au sommet. Respiration obscure plus bas.

24 mars 1900. — Part guéri.

OBSERVATION V

M. D. E., 26 ans.

Entré : 25 septembre 1899.		Départ : 2 mai 1900.	
Poids	58k600	Poids	59k500
Périm. th...........	77-80	Périm. th...........	86-87
D. ant. post........	16 »	D. ant. post........	17.5
D. transv...........	21 »	D. transv...........	25 »
Spirom.............	1.7	Spirom.............	2.2
Taille	1m69	Taille..............	1m69

Père et mère morts tuberculeux, une sœur tuberculeuse. Toujours délicat; pleurésie il y a 7 ou 8 ans, rougeole, scarlatine en bas âge.

Bien portant jusqu'en juillet 1899. A ce moment se sent faible commence à tousser et à expectorer et maigrit. Une légère hémoptysie aux mois d'août et de septembre, un peu de fièvre le soir, quelques transpirations nocturnes. Actuellement va mieux, mange et se remonte.

A l'examen, matité dans les fosses sus et sous-claviculaires droites. Respiration affaiblie, râles sous-crépitants fins et moyens à timbre consonnant. Matité dans les fosses sus et sous épineuses droites. Respiration affaiblie, râles sous-crépitants fins et moyens.

A gauche, submatité dans la fosse sus-épineuse ; quelques craquements à la toux.

7 novembre 1899. — Respiration affaiblie; matité.
Râles sous-crépitants fins, ronchi.

3 janvier 1900. — A eu plusieurs hémoptysies, a gardé le lit
pendant 5 semaines.
Pas d'aggravation locale.

6 mars 1900. — Respiration obscure dans la partie supérieure
du poumon droit. Râles sous-crépitants seulement à la toux.

24 avril 1900. — Même à la toux, aucun râle, si ce n'est
quelques craquements indistincts.

OBSERVATION VI

M. G. P., 27 ans.

Arrivée : 1er novembre 1899.   Départ : 29 avril 1900.

	Arrivée	Départ
Poids	62k300	69k200
Périm	79c-83c	85c-91c
D. ant. post	17c5	20c »
D. transv	24c »	20c »
Spirom	3l »	3l 7
Taille	1m76	1m76

Pas d'antécédents héréditaires, sauf dans les ascendants
maternels. S'est bien porté jusqu'à 20 ans, époque à laquelle
il fit des excès d'alcool dans la marine où il servait depuis
4 ans. Bronchite, puis sueurs nocturnes. Hémoptysies. Rechu-
tes. Puis rétablissements partiels. Légère perte de l'appétit,
pas d'essoufflement.

Thorax aplati. — Examen : à gauche, matité dans toute
la moitié supérieure du poumon : craquements et râles sous-
crépitants sur toute la hauteur du poumon, mais prédomi-

nants surtout dans les fosses sus et sous-claviculaires et sous-épineuses.

Inspiration rude, expiration soufflante dans la fosse sus-claviculaire, rude et prolongée sur les autres points.

A droite : inspiration rude ; expiration prolongée dans la fosse sus-claviculaire, quelques craquements.

9 janvier 1900. — Très peu ou pas de craquements et de râles sous-crépitants, mais un souffle intense et une inspiration très rude en arrière. Expectoration très diminuée.

6 mars 1900. — Souffle bronchique intense dans la fosse sus-claviculaire gauche.

21 avril 1900. — Fort peu de râles sous-crépitants vers le mamelon gauche,

OBSERVATION VII

M. G. H., 21 ans 1/2.

Arrivée : 19 octobre 1899.		Départ : 21 avril 1900.	
Poids	67k5	Poids..................	69k700
Périm..................	87-88	Périm..................	89-93
D. ant. post..........	19 »	D. ant. post..........	20 »
D. transv.............	26 »	D. transv.............	27 »
Spirom................	2l5	Spirom................	3l »
Taille	1m75	Taille................	1m76

Parents bien portants. Blenorrhagie il y a 3 ans, grippe ; oreillons, orchite ourlienne, puis orchite blenorrhagique. Plusieurs accès de grippe. A toussé, maigri et craché ; puis hémoptysie.

Pas de différence de sonorité à la pression.

Dans la fosse sous-claviculaire gauche, respiration obscure

dans le 2e espace près du sternum. Bouffées de craquements serrés succédant à la toux.

Dans la ligne axillaire, frottements pleuraux, respiration obscure.

En arrière, matité dans la fosse sous-épineuse. Respiration affaiblie. Frottement pleurétique dans la moitié inférieure du poumon surtout à la toux.

6 février 1900. Tousse très peu. Pas d'expectoration ; diminution de tous les symptômes ; quelques craquements pleuraux peu distincts. Respiration un peu obscure dans la moitié supérieure du poumon gauche en avant.

24 avril 1900. — Craquements pleuraux à la toux, dans les 2e et 3e espaces gauches en avant.

OBSERVATION VIII

M. G. P..., 18 ans 1/2.

Arrivée : 28 août 1899.		Départ : 30 mars 1900.	
Poids	59k	Poids	62.300
Périm	79-86	Périm	83-88
D. ant. post	18	D. ant. post	18
D. transv	26	D. transv	28
Spirom	293	Spirom	31
Taille	1.77	Taille	1.77

Rien dans les antécédents héréditaires. Dans les antécédents personnels on note une rougeole, plusieurs bronchites, maigrit, perd l'appétit au printemps 1899, et commence à tousser.

Examen : à droite, quelques craquements. Expiration prolongée et rude.

A gauche : respiration normale en arrière; affaiblie en avant et sans râles.

8 décembre. — Ni râles, ni craquements.

OBSERVATION IX

M. J. F..., 23.

Arrivée : 21 août 1899.

		Départ : 9 mars 1900.	
Poids	55k 300	Poids	61k 900
Périm. ant	73c-77c	Périm. ant	81c-88c
D. ant. post	17c	D. ant. post	18c
D. transv	20- 5	D. transv	23c
Spirom	14	Spirom	3l 2
Taille	1.70	Taille	1.70

Pas d'antécédents héréditaires. Toujours délicat : il travailla dans un bureau où un jeune homme mourut tuberculeux.

Petite toux sèche depuis six mois ; un peu d'expectoration. De temps en temps léger mouvement fébrile. Pas d'hémoptysie, quelques transpirations nocturnes.

Appétit mauvais.

Examen : matité dans les fosses sus et sous-claviculaires, sus et sous-épineuses gauches. Respiration affaiblie sur toute la face antérieure du poumon gauche.

Ni râles, ni craquements.

OBSERVATION X

Mlle B. B..., 19 ans.

Arrivée : 21 octobre 1899.		Départ : 11 avril 1900.	
Poids..................	48k 300	Poids.................	48k 500
Périm. thor...........	68c-71c	Périm. thor..........	72c-77c
D. ant. post..........	11c	D. ant. post..........	15c
D. transv.............	22c 2	D. transv.............	23c
Spirom................	2l 1	Spirom...............	2l 3
Taille................	1m 66	Taille...............	1m 66

Pas d'antécédents héréditaires; anémique depuis quatre ans. Aménorrhée datant du mois de juin. Quelques douleurs intercostales à droite. Petite toux sèche, pas d'expectoration.

A l'examen, on note de la submatité dans la fosse sus-claviculaire droite; une respiration affaiblie, mais peu de râles.

Cette observation montre bien qu'une malade, en cinq mois, *sans changer de poids*, a pris un développement très accentué de son périmètre thoracique, et que cet accroissement n'est pas du tout le fait de l'embonpoint.

OBSERVATION XI

Mme C. L..., 22 ans.

Arrivée : 28 novembre 1899.		Départ : 5 mai 1900.	
Poids..............	53k	Poids................	59k
Périm..............	80c-81c	Périm. thor..........	87c-90c
Diam. ant. post......	17 »	Diam. ant. post......	18c
Diam. transv.........	21.5	Diam. transv.........	23
Spirom..............	2l	Spirom..............	2l 4

Père asthmatique ; mère a eu une bronchite à 50 ans, et en est morte quatre ans après. La malade a soigné sa mère ; a un frère très bien portant.

La malade fut toujours délicate jusqu'à 7 ans. Réglée à 10 ans 1/2. Bien jusqu'à maintenant, mariée il y a cinq mois. Est tombée malade après trois déménagements.

La malade a d'abord été atteinte de cystite, puis a pris froid, a présenté alors une petite toux sèche, expectoration légère, un peu de fièvre le soir pendant quelques jours. Il y a un mois, douleurs thoraciques, transpirations nocturnes.

À l'examen, sonorité égale aux deux sommets. Quelques ronchi aux deux sommets en arrière, expiration prolongée dans la fosse sous-claviculaire droite.

OBSERVATION XII

M. A. J..., 18 ans.

Arrivée : 17 juillet 1899.		Départ : 6 mai 1900.	
Poids	50k 500	Poids	51k
Périm	72c-77c	Périm	79c-81c
D. ant. post	15c	D. ant. post	17c5
D. transv	21c	D. transv	23c
Spirom	3l1	Spirom	3l2
Taille	1m67	Taille	1m68

Pas d'antécédents, pas de maladies antérieures. Influenza il y a un an. Depuis, tousse et crache.

Appétit bon. Jamais d'hémoptysie. Pas de sueurs nocturnes. Pâle, maigre.

Examen : submatité dans la fosse sus et sous-claviculaire et dans les fosses sus et sous-épineuses gauches. Expiration prolongée.

Respiration rude dans la fosse sous-claviculaire droite, Quelques rares craquements à la toux dans la fosse sus-claviculaire.

Respiration affaiblie aux deux sommets en arrière, crépitation fine à la base du poumon droit et en avant.

En arrière, à gauche, râles sous-crépitants fins et moyens, en dedans de l'épine de l'omoplate.

27 mars 1900. — Submatité très légère au sommet droit en avant. Respiration rude, expiration prolongée. Quelques craquements peu distincts à l'inspiration.

En arrière, à gauche, respiration rude.

Quelques craquements très indistincts dans la fosse sus-épineuse.

OBSERVATION XIII

M. Z. A., 22 ans, étudiant en médecine, Milan.

Arrivée : 15 décembre 1900.		Départ : 1er mars 1901.	
Poids..................	63.700	Poids.................	69.500
Périm th.............	82-85	Périm. th............	87-91
D. ant. post.........	16	D. ant. post.........	18
D. transv............	23	D. transv............	24
Spirom..............	3		
Taille...............	1m73		

Père mort de méningite tuberculeuse. Rougeole en bas âge, pleurésie à 11 ans.

En août 1899, pendant plusieurs jours, mouvements fébriles, dès lors tousse. Une première hémoptysie en septembre. Dès lors, hémoptysie à plusieurs (5) reprises. Expectoration assez abondante, jusqu'à il y a un mois, a beaucoup diminué depuis.

Mouvements fébriles à plusieurs reprises, que le médecin considère comme de nature intermittente (malaria), transpirations nocturnes. Reste à l'Université jusqu'à la fin janvier, quitte Pise fin juillet et reste jusqu'au commencement d'octobre à une altitude moyenne de 700 mètres.

Actuellement, tousse et crache peu ; pas de fièvre, bon appétit.

Examen : matité au sommet gauche dans les fosses sus et sous-claviculaires, sus et sous-épineuses. Respiration très rude, nombreux râles sous-crépitants fins.

A droite, en avant, respiration un peu rude, expiration prolongée. Pas de râles.

11 décembre 1900. — Beaucoup moins de râles. Tousse moins, sauf un peu le matin. Légère expectoration.

29 janvier 1901. — Le mieux s'accentue toujours davantage. Bonne augmentation des diamètres thoraciques, très peu d'expectoration le matin. Ne tousse pas dans la journée.

OBSERVATION XIV

M. B. A., docteur en médecine, 29 ans.

Arrivée : 8 octobre 1900		Départ : 15 mars 1901	
Poids..................	65*900	Poids..................	73*500
Périm. thor..........	81c-87c	Périm thor..........	89c-93c
D. ant. post........	15c	D. ant. post.........	18c
D. transv............	23c	D. transv	27c
Spirom	2*5	Spérom	3*1
Taille	1m78	Taille	1m78

Pas d'antécédents héréditaires. Le début de l'affection remonte à 6 mois et semble dû au surmenage.

Fièvre vespérale. Toux et expectoration. A eu une congestion à la base droite. Il y a un mois hémoptysie. Pas de transpirations nocturnes. A maigri ; légère diarrhé. Bon appétit.

Pâle, grand, maigre, teint très anémique. A droite, matité tympanique dans les fosses sus et sous claviculaires. A ce niveau, respiration rude. Râles sous-crépitants fins, surtout accusés à la toux. En arrière, matité sur toute la hauteur du poumon. Respiration rude au sommet, respiration affaiblie à la base.

A gauche, matité au sommet, à ce niveau, respiration un peu rude ; quelques craquements indistincts dans les fosses sus et sous-épineuses.

26 novembre 1900. — La respiration de la moitié inférieure droite est redevenue normale. Les craquements ont diminué et ne s'entendent qu'à la toux. La matité de la fosse sous-claviculaire s'est très délimitée et a la forme d'un croissant.

10 décembre. — Râles très diminués ; après la toux seulement quelques craquements dans les forces sus et sous-claviculaires, à droite. En arrière pas.

OBSERVATION XV

M. B. E., 37 ans.

Arrivée : 4 novembre 1899		Départ : 11 avril 1900	
Poids	61k300	Poids	62k
Périm. thor..........	81c-83c	Périm. thor..........	85c-87c
D. ant. post..........	20c	D ant. post..........	20c
P. transv.............	21c	P. transv.............	27c
Spirom	l 3	Spirom	l 3
Taille...............	1m73	Taille...............	1m73

Rien dans les antécédents héréditaires : un frère mort tuberculeux. Type fort et robuste. Rhumatisme articulaire aigu à l'âge de 17 ans. Il y a 10 ans, il fut pris d'une bronchite dont il ne s'est jamais guéri.

Matité au sommet gauche, dans les fosses sus et sous-claviculaires. Dans la fosse sus-claviculaires, inspiration rude, expiration soufflée, quelques râles sous-crépitants fins, craquements. Respiration rude.

Dans les fosses sous-claviculaires, quelques râles et craquements. Respiration affaiblie sur le reste du poumon. A droite respiration rude sur toute la face antérieure du poumon.

Craquements secs dans les fosses sus et sous-claviculaires.

En arrière : à gauche, matité au sommet ; respiration rude aspiration prolongée. Craquements à l'inspiration et à la toux. Craquements et ronchi au niveau de la pointe de l'omoplate.

Pouls : 112.

10 avril 1900. — A eu une hémoptysie suivie d'une période de fièvre et de faiblesse, dont il se remonte depuis quelques jours.

11 avril 1900. — Matité dans la moitié supérieure du poumon gauche. Respiration rude. Expiration prolongée. Râles sous-crépitants moyens à timbre consonnance. Piaulements, ronchi. En arrière : respiration très rude, sommet droit ; expiration prolongée, craquements.

OBSERVATION XVI

Mme B. A., 35 ans (n° 2 tableau synopt.).

Arrivée : 5 mars 1899.		Départ : 16 mars 1900.	
Poids................	55k700	Poids................	61k
Périm................	81c-81c	Périm. thor.........	87c-90c
D. ant post.........	18c	D. ant. post........	18c
D. transv...........	25c	D. transv...........	26c
Spirom	1l	Spirom	1l
Taille..............	1m73	Taille..............	1m73

Pas d'hérédité maternelle. Père mort tuberculeux. Bonne santé jusqu'à ces dernières années. Dès lors, tousse et crache de temps en temps. Pas de transpirations nocturnes, pas de fièvre. A un peu maigri cet hiver.

Actuellement tousse peu, crache peu, peu de fièvre. Matité au sommet droit. Inspiration rude, expiration prolongée. Râles sous-crépitants en avant, dans les fosses sus et sous-claviculaires. En arrière, respiration rude. Expiration prolongée. Craquements à l'inspiration.

2 novembre 1899. — Matité au sommet droit, respiration rude, expiration prolongée, craquements en avant et en arrière. A gauche, craquements en arrière seulement ; grossesse au 7ᵉ mois.

27 décembre. — Accouchement au forceps. Suites normales.

9 mai. — Le poumon va bien, râles moins nombreux et moins forts. État général excellent.

OBSERVATION XVII

M. W. C..., 33 ans.

Arrivée 25 novembre 1899.		Départ : 22 avril 1900.	
Poids	72ᵏ500	Poids	89ᵏ500
Périm th.	94ᶜ-97ᶜ	Périm. th.	102ᶜ-105ᶜ
D. ant. post	22ᶜ »	D. ant. post	27ᶜ »
D. transv.	28ᶜ »	D. trans	31ᶜ »
Spirom.	2ᴵ2	Spirom	2ᴵ6
Taille	1ᵐ76	Taille	1ᵐ76

Pas d'antécédents héréditaires ni personnels, s'est toujours bien porté jusqu'en 1898, époque à laquelle il prit l'influenza. Dès lors tousse et expectore le matin.

Pas de transpirations nocturnes, pas d'hémoptysie. Fièvre de temps à autre. Point du côté droit, amaigrissement accentué; enroué à partir du mois de mai.

Fort, bien musclé, thorax bien développé, mais un peu aplati à gauche.

Examen : matité dans les fosses sus et sous-claviculaires droites Pas de différence de sonorité en arrière.

A ce niveau, respiration très rude, expiration prolongée; quelques craquements et râles humides dans la fosse sous-claviculaire droite. A gauche, respiration obscure, expiration prolongée sous la clavicule.

A la base, vers la ligne axillaire, matité, obscurcissement de la respiration.

En arrière, au sommet droit, respiration tubaire aux deux temps, jusqu'à l'épine de l'omoplate. Plus bas, la respiration est soufflante, puis rude à la base.

A gauche, respiration obscure dans la partie supérieure, soufflante dans la ligne médiane, quelques craquements à l'inspiration.

A la base, respiration obscure.

20 mai 1900. — Va mieux, toux nulle, expectoration rare; absence presque complète de râles, mais souffle bronchique dans la fosse sus-épineuse droite.

OBSERVATION XVIII

Mme T. L..., 42 ans (1ᵉʳ degré).

Arrivée 4 octobre 1899.		Départ 3 avril 1900.	
Poids	70ᵏ	Poids	71ᵏ
Périm. th	87ᶜ-89ᶜ	Périm. th	92ᶜ-96ᶜ
D. ant. post	20ᶜ »	D. ant. post	20ᶜ5
D. transv	27ᶜ »	D. transv	28ᶜ »
Spirom	1ˡ6	Spirom	1ˡ9
Taille	1ᵐ61	Taille	1ᵐ61

Mère morte à 59 ans, après une maladie du poumon, s'étant accompagnée d'hémoptysie.

Dans les antécédents personnels, on note que la malade tousse en général tous les hivers.

Il y a 6 ans, après un fort rhume, elle cracha du sang et a commencé à perdre ses forces. Dès lors elle a toussé tous les hivers.

Cette année en février, pleurésie et congestion du poumon gauche. Reste 5 mois alitée.

A beaucoup maigri depuis lors, mais a repris depuis. Toux et expectoration assez fréquentes. Voix enrouée.

A l'examen : en 1898, transpirations nocturnes. Bon appétit. A gauche matité de la fosse sus-claviculaire. Submatité dans la sous-claviculaire. A ce niveau respiration rude, quelques râles sous-crépitants.

En arrière, matité dans la fosse sous-épineuse : pas de râles. Rien à droite, ni aux bases.

27 décembre 1898. — Les râles ont diminué : on ne les constate plus qu'à la toux.

3 janvier 1899. — Ulcérations sur les deux extrémités aryténoïdiennes des deux cordes vocales.

14 février 1899. — Même état. Irritation plus considérable du larynx. Tousse davantage. Se maintient au point de vue état général.

5 mai 1899. — Submatité et fine crépitation dans la fosse sous-claviculaire gauche.

S'en va très améliorée.

4 septembre 1899. — Passe l'été à la campagne. Tousse et crache très peu. Pas de fièvre. Voix meilleure. Quelques craquements à la partie interne de la fosse sous-claviculaire gauche, avec un peu de submatité.

30 novembre 1899. — Plus de craquements.

OBSERVATION XIX.

Mme C. M., 44 ans, IIe degré.

Arrivée : 31 décembre 1899.		Départ : 28 avril 1900.	
Poids....................	49ᵏ300	Poids....................	58ᵏ500
Périmètre...............	74ᶜ-76ᶜ	Périmètre...............	80ᶜ-83ᶜ
D. trant. post.........	15ᶜ5	D. ant. post...........	17ᶜ »
D. transv..............	23ᶜ »	D. transv..............	25ᶜ »
Spirom.................	0 »	Spirom.................	0 »

Pas d'antécédents héréditaires. Bien portante jusqu'en 1892. Mariée en 1881. En 1892, une pleurésie à droite dont elle s'est guérie. En 1894, fluxion de poitrine du même côté. En 1899, bronchite. Appétit perdu, toux, expectoration, légère oppression à la montée, très grande maigreur.

Examen : matité au sommet droit. Respiration très rude, presque soufflée en arrière. Ronchi sonores et craquements.

17 avril 1900. — Râles très diminués. Quelques craquements seulement dans la fosse sous-claviculaire droite. Respiration très rude dans les deux fosses sous-claviculaire et sus-épineuse.

OBSERVATION XX.

M. d'H. G., 32 ans, IIe degré.

Arrivée le 18 septembre 1899.		Départ : 1 mai 1900.	
Poids....................	64ᵏ700	Poids....................	71ᵏ »
Périm. th...............	78ᶜ-81ᶜ	Périm. th...............	89ᶜ-91ᶜ
Diam. ant. post.......	17ᶜ	Diam. ant. post.......	19ᶜ »
Diam. transv..........	20ᶜ »	Diam. transv..........	27ᶜ »
Spirom.................	21 »	Spirom.................	26
Taille..................	1ᵐ71	Taille..................	1ᵐ71

Un frère mort tuberculeux à 17 ans. Bien portant jusqu'a l'âge de 29 ans ; une bronchite cependant à noter à 11 ans. A 29 ans, une pleurésie. Depuis lors tousse un peu. Hémoptysie, Expectoration le matin au réveil. Pas de fièvre habituelle, ni de transpirations nocturnes. Actuellement, nerveux, pâle, maigre, anémié, estomac délicat. Submatité dans les fosses sus et sous-claviculaires droites. Quelques craquements de la fosse sus-claviculaire. Dans les deux fosses, inspiration rude, expiration prolongée. Au-dessous du mamelon gauche, inspiration rude expiration prolongée, râles sous-crépitants, fins et moyens à timbre légèrement consonnant. En arrière, dans les fosses sus et sous-épineuses droites, submatité, inspiration rude, expiration prolongée. Quelques craquements à la toux. Inspiration rude sur toute la face postérieure du poumon droit et à la base gauche.

15 décembre 1899. — Les craquements du sommet ont disparu Tousse très peu ; un peu le matin. Craquements et bruits pleuraux à la base gauche en avant, et sur la ligne axillaire.

26 janvier 1901. — Plus ou presque plus de craquements ; bruits pleuraux à la base gauche, en avant et dans la ligne axillaire.

30 mars 1900. — A eu une petite poussée pleurétique, au point malade antérieurement. Un vésicatoire et des pointes de feu ont amené une disparition presque complète des bruits pleuraux qui avaient reparu plus intenses.

Disons, en résumé, que les 14 premières observations se rapportent toutes à des sujets jeunes, dont l'âge ne dépasse pas trente ans.

Ces malades ont bénéficié d'une augmentation thoracique manifeste, et bien faite pour encourager les efforts qui ont été déployés, ces temps derniers, dans le but de créer des sanatoria dans les lieux élevés et abrités.

Les six dernières observations sont données par des sujets plus âgés, qui ont dépassé la trentaine. Néanmoins, nous y rencontrons des chiffres superbes, tels ceux de l'observation XX, dont le périmètre est passé de 78^c et 84^c à 89^c et 94^c, le diamètre antéro-postérieur de 17 à 19, le diamètre transverse de 26^c à 27^c, et la capacité respiratoire de 2^l à 2^{l}6.

CONSÉQUENCES

Si le séjour dans les stations d'altitude a une telle action sur le développement du thorax, la première idée qui vient à l'esprit c'est de conseiller ce séjour aux personnes que leurs antécédents héréditaires semblent prédisposer à la tuberculose, surtout lorsque ces personnes sont jeunes, débilitées, à thorax défectueux et plus ou moins aplati.

Les pleurétiques dont la guérison est si souvent marquée par des adhérences pleurales amenant des dépressions thoraciques et par une atélectasie pulmonaire, bénéficieront également dans une très large mesure d'un séjour à la montagne.

Le temps que nous jugeons utile pour obtenir des résultats satisfaisants doit être de cinq à six mois et la saison qui nous semble la plus propice est sans contredit la période hivernale.

C'est à ce moment que l'air est le plus pur en raison de la chute des neiges qui entraînent avec elles toutes les poussières que l'atmosphère peut tenir en suspension.

Le refroidissement de l'air est aussi un stimulant de premier ordre pour toutes les fonctions de l'organisme.

Le simple séjour en montagne est-il suffisant en lui-même pour produire ces heureux effets, et ces prédisposés à la tuberculose et les tuberculeux auxquels nous le conseillons peuvent-ils l'effectuer en vivant selon le caprice de leurs fantaisies?

Nous ne le croyons pas. Les promenades trop longues deviennent rapidement fatiguantes et déprimantes et doivent être évitées.

On se trouvera bien de deux sorties par jour, l'une le matin à 9 heures, l'autre à 4 heures du soir, et n'excédant pas de 3 à 5 kilomètres chacune. Ces sorties pourront être avantageusement remplacées par le patinage, la luge qui constituent en montagne les agréments de l'hiver. Mais pour ceux-ci de même que pour les promenades, il faut en user avec modération.

Les sanatoriums d'altitude à partir de 900 mètres semblent tout indiqués pour y envoyer ces jeunes gens. Ils n'ont aucune chance de contamination en raison des précautions prises, et d'autre part, ils pourront trouver là certaines distractions très utiles pour faire supporter avec patience ce genre de cure.

Quant aux tuberculeux, ils doivent soumettre à la cure d'air telle qu'elle est généralement pratiquée et sur laquelle nous n'avons pas la prétention de vouloir insister ici, vu qu'elle est suffisamment connue.

Mais une question que nous poserons et qui nous semble avoir une importance, est la suivante : « Les prédisposés à la tuberculose devront-ils comme les tuberculeux s'astreindre à la chaise longue ? » Celle-ci nous parait présenter deux grands avantages.

1° Elle oblige le malade à prendre un repos forcé, grâce auquel l'état général s'améliore rapidement. L'appétit est stimulé et l'organisme acquérant plus qu'il ne dépense, le malade prend en peu de temps de l'embonpoint et du poids.

2° Elle régularise la fonction respiratoire en diminuant le nombre des respirations et les rendant plus profondes. Le cœur subit également le contre-coup de cette amélioration par la diminution et le renforcement des systoles.

Il va sans dire que les heures de chaise-longue auxquelles on assujettira ces malades seront moins nombreuses que pour les tuberculeux; deux ou trois heures par jour seront suffisantes.

Elles pourraient être faites avec le plus grand avantage de 2 heures à 4 heures et de 8 h. 1/2 du soir à 9 h. 1/2.

Ces heures nous paraissent les plus propices, parce qu'elles suivent presque immédiatement les repas, et que, dans de telles conditions, le repos facilite la digestion et aide à l'assimilation.

De ce fait, la cure d'altitude deviendrait, en même

temps qu'un puissant moyen de guérison à opposer
au terrible fléau, un traitement préventif qui, chez
les prédisposés à la tuberculose, serait une arme
précieuse pour fortifier leurs poumons et les mettre
en état de résister au bacille de Koch.

———————

CONCLUSIONS

1º Le plus grand nombre des tuberculeux soumis à la cure d'altitude bénéficie des heureux résultats de cette cure et subit, notamment, des modifications dans le volume du thorax.

2º En général, ces modifications consistent dans une augmentation des différents diamètres, antéro-postérieur et transverse, et aussi du périmètre thoracique.

3º Cette augmentation du volume de la cage thoracique est vérifiée dans une certaine mesure par la spirométrie, qui nous fournit la preuve manifeste qu'en même temps s'est aussi accrue la capacité respiratoire.

4º Ce résultat de la cure d'altitude est d'autant plus heureux qu'il vient compenser, dans une certaine mesure, une perte, le plus souvent inévitable et irréparable de parenchyme pulmonaire, produite par les lésions tuberculeuses.

5º L'altitude, en dilatant le thorax des tuberculeux, produit un afflux sanguin plus considérable dans le poumon et, notamment, vers les sommets où résident les lésions et qui sont toujours mal irrigués. Cet afflux sanguin améliore la nutrition des tissus, en même temps qu'il apporte, *in loco morbo,* un plus grand nombre de leucocytes, seuls capables, jusqu'à ce jour, de débarrasser l'organisme du bacille de Koch.

L'altitude devient donc un adjuvant excellent de la guérison.

6° Nous terminons, enfin, en conseillant les stations d'altitude, c'est-à-dire celles situées à partir de neuf cents mètres, non seulement aux tuberculeux, mais encore aux prédisposés à la tuberculose de par leurs antécédents héréditaires ou personnels et, parmi ces derniers, nous avons surtout en vue les personnes ayant été atteintes de pleurésie ou présentant un thorax défectueux.

82.603. — Imp. P. Legendre rue Bellecordière, 14, Lyon.

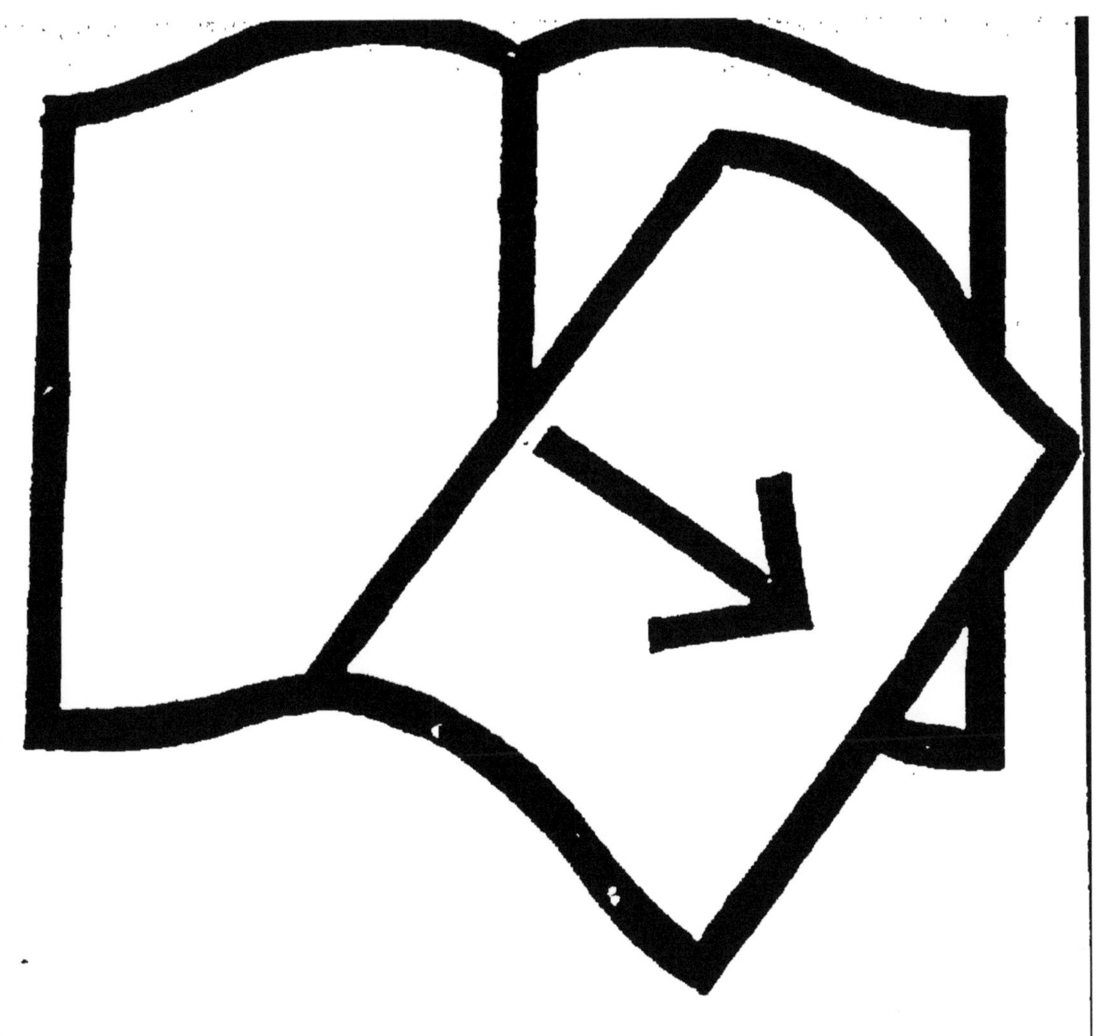

Documents manquants (pages, cahiers...)

NF Z 43-120-13

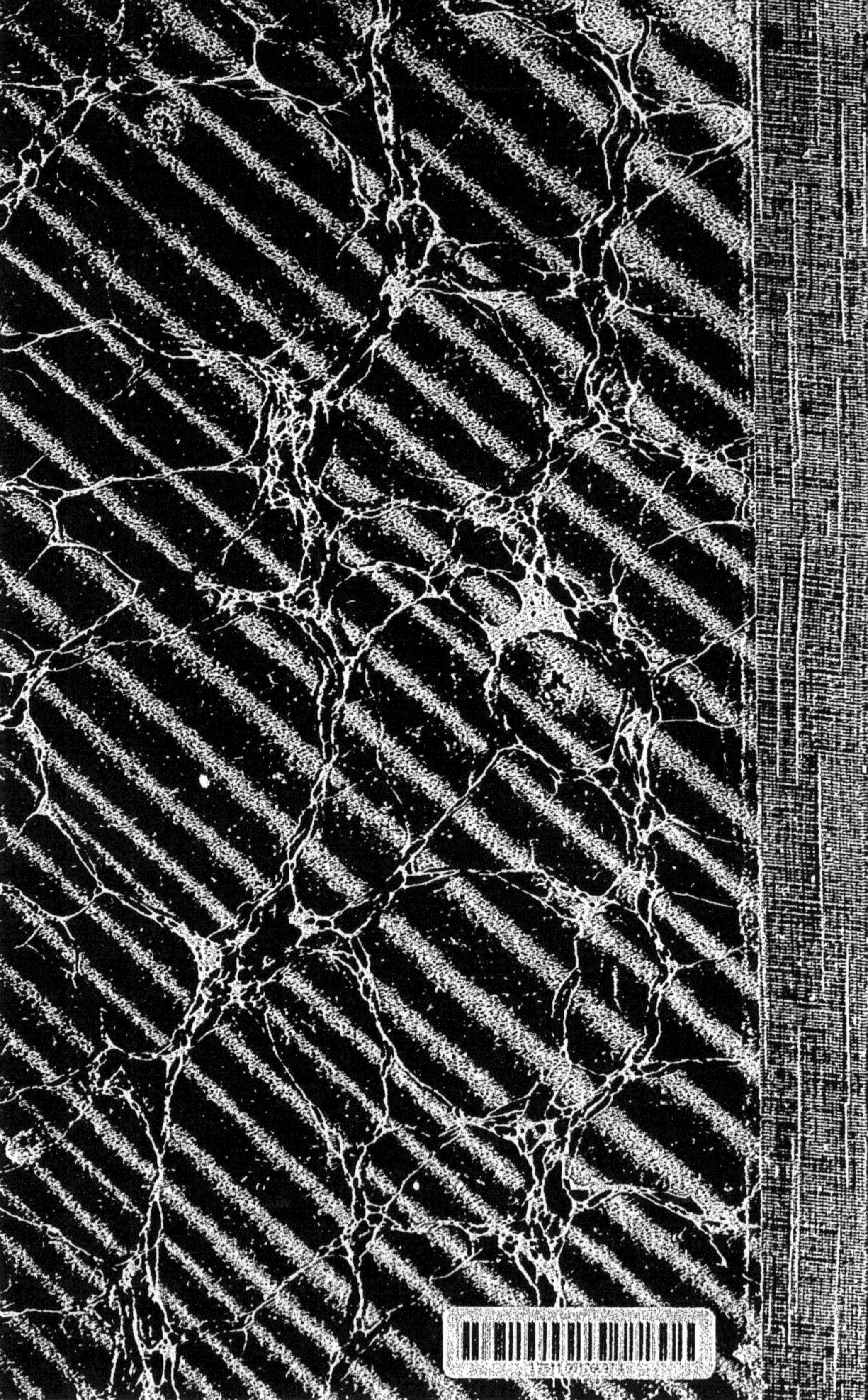

www.ingramcontent.com/pod-product-compliance
Ingram Content Group UK Ltd.
Pitfield, Milton Keynes, MK11 3LW, UK
UKHW022307120726
13694UKWH00003B/1298